Inhaltsverzeichnis

Warum dieses Buch wichtig ist 4
Was dich erwartet 5
Bevor es losgeht 6
Was sind ätherische Öle 7
Sicherheit mit Altersstufen 10
Hausapotheke 19
Familienalltag mit kleinen Wehwechen 25
Bauchweh 26
Schlafprobleme 31
Erkältung 35
Hautpflege 39
Große Gefühle liebevoll begleiten 43
Wut 44
Trennungsschmerz 48
Konzentration 51
Gedanken- Klaren Kopf bekommen 55
Schritt für Schritt Alltags Rezepte 58
Dufttagebuch 88
Eltern Erfahrungen 94
Schlusswort 97

Warum dieses Buch wichtig ist

Als Mama weiß ich: Es gibt kaum etwas Schlimmeres, als sein Kind leiden zu sehen und sich hilflos zu fühlen.
Ob Bauchweh, schlechter Schlaf, große Wut oder einfach ein trauriger Tag – kleine und große Wehwehchen gehören zum Kinderleben dazu.
Ätherische Öle können auf sanfte Weise helfen, solche Momente zu begleiten.
Ein beruhigender Duft, eine liebevolle Massage oder ein kleines Mutmacher-Spray – oft braucht es nur wenig, damit sich ein Kind wieder sicher, geborgen und wohlfühlen kann.

Aber: Gerade bei Kindern ist Sicherheit das Allerwichtigste.
Nicht jedes Öl ist für jedes Alter geeignet.
Und es kommt auf die richtige Dosierung an
– weniger ist hier mehr.
Falsche Anwendungen können gefährlich werden.
Deshalb ist dieses Buch entstanden:
damit Eltern genau wissen, welche Öle ab welchem Alter geeignet sind, in welcher Menge sie angewendet werden dürfen und wann man besser zum Arzt geht.

Hier findest du keine wilden Theorien oder schwer verständliche Fachtexte.
Stattdessen bekommst du eine klare, praktische Anleitung:

- Welche Düfte bei typischen Problemen helfen können.
- Wie du sichere Mischungen selbst herstellst.
- Wann du lieber vorsichtig sein solltest.

Alles auf einen Blick – einfach erklärt und mit Herz geschrieben.

Was dich in diesem Buch erwartet

Dieses Buch ist ein sicherer Begleiter für deinen Familienalltag.
Du findest hier:

- Praktische Tipps, wie du Düfte richtig und einfach einsetzen kannst.
- Klare Tabellen, damit du immer sofort weißt: Welches Öl für welches Alter?
- Schritt-für-Schritt-Rezepte, die du zuhause leicht nachmachen kannst.
- Alltagshilfen, die kleinen Seelen bei Bauchweh, Einschlafproblemen, Trennungsangst, Wutanfällen und Konzentrationsschwierigkeiten gut tun können.
- Mitmachseiten und Dufttagebuch, damit dein Kind spielerisch Düfte entdecken kann.

Du musst kein Aromatherapie-Profi sein.
Du brauchst keine komplizierten Geräte.
Alles, was du brauchst, ist ein bisschen Freude an Düften, ein paar sichere ätherische Öle und dieses Buch.
Aromatherapie für Kinder bedeutet:
sanfte Hilfe, achtsame Nähe und liebevolle Unterstützung – Schritt für Schritt, in kleinen und sicheren Dosen.

Ich freue mich, dich auf dieser Reise zu begleiten!

Bevor es losgeht

Bevor wir in die duftende Welt der ätherischen Öle eintauchen, ist es wichtig, ein paar Grundlagen zu kennen. Denn so sanft natürliche Düfte auch sein können – bei Kindern brauchen wir besondere Achtsamkeit.

Im nächsten Kapitel erfährst du:

- Was ätherische Öle überhaupt sind,
- Wie sie wirken,
- Welche Regeln du bei der Anwendung beachten solltest.

Nur wenn wir gut informiert sind, können wir die Kraft der Pflanzen sicher für unsere Kleinen nutzen.
Also lass uns gemeinsam starten – mit Liebe, Wissen und viel Respekt vor den Bedürfnissen unserer Kinder.

Wichtiger Hinweis
Die Inhalte dieses Buches wurden sorgfältig recherchiert und geprüft.
Sie dienen ausschließlich der allgemeinen Information und ersetzen **nicht** die ärztliche Beratung, Diagnose oder Behandlung.
Bei Unsicherheiten oder ernsthaften Beschwerden solltest du immer eine medizinische Fachperson (z. B. Kinderarzt oder Ärztin) zu Rate ziehen.
Die Anwendung der Rezepte und Tipps erfolgt auf **eigene Verantwortung.**
Bitte beachte stets die angegebenen Alters- und Dosierungsempfehlungen, um die Sicherheit deines Kindes zu gewährleisten.

Was sind ätherische Öle überhaupt?

Ätherische Öle sind stark duftende Pflanzenstoffe.
Sie stecken in Blüten, Blättern, Rinden oder Schalen
– also in den Teilen, die eine Pflanze besonders „lebendig“ machen.
Man gewinnt sie durch ein spezielles Verfahren:
Wasserdampfdestillation oder Kaltpressung.
Dabei bleibt nur ein kleiner Teil des Pflanzenstoffs übrig
– ein hochkonzentrierter Tropfen Duft.

Beispiel:
Für einen einzigen Tropfen ätherisches Rosenöl braucht man mehrere Kilo Rosenblüten!
Deshalb sind ätherische Öle auch so wirksam
– aber auch empfindlich in der Anwendung, besonders bei Kindern.

Wie wirken Düfte auf Körper und Gefühle?

Düfte sind mehr als nur „gut riechen".
Unser Geruchssinn ist direkt mit dem Gehirn verbunden – und zwar mit dem Teil, der für Gefühle und Erinnerungen zuständig ist.
Das erklärt, warum ein Duft uns plötzlich an die Oma, an den Sommer oder an etwas Schönes erinnert.
Gerade Kinder reagieren oft besonders feinfühlig auf Düfte.
Sie können beruhigen, trösten, munter machen oder beim Einschlafen helfen – ganz ohne Worte.

Ätherische Öle können:

- die Stimmung aufhellen (z. B. Orange süß),
- Unruhe lindern (z. B. Lavendel fein),
- beim Ein- und Durchschlafen helfen,
- Bauchweh und kleine Wehwehchen sanft begleiten,
- Konzentration fördern (z. B. Zitrone, Rosmarin – altersgerecht dosiert).

Wichtig ist:
Nicht jeder Duft passt zu jedem Kind.
Manche reagieren empfindlich, andere lieben bestimmte Gerüche sofort.
Deshalb ist es gut, wenn dein Kind mitentscheiden darf:
Was riecht für dich angenehm? Was tut dir gut?

Im nächsten Kapitel schauen wir uns an, welche Öle für welches Alter geeignet sind, was du bei der Dosierung beachten musst

– und wann du lieber keine Öle verwenden solltest.

Denn gerade bei kleinen Kindern gilt:

Sanft, sicher und altersgerecht

– weniger ist mehr.

Sicherheit geht vor – die wichtigsten Regeln

Ätherische Öle sind hochwirksame Pflanzenstoffe – das ist ihre Stärke, aber auch ihre Herausforderung. Besonders bei Kindern ist die richtige Anwendung entscheidend.
Was Erwachsenen gut tut, kann für Babys und Kleinkinder schnell zu viel sein.

Deshalb brauchst du bei der Anwendung vor allem drei Dinge:

- Geduld,
- Wissen
- die richtige Dosierung.

Altersstufen: Was ist wann erlaubt?

0–6 Monate:
So gut wie keine ätherischen Öle!
In diesem Alter ist die Haut besonders empfindlich und der Körper sehr aufnahmefähig.
Was erlaubt ist:

- Hydrolate (z. B. Lavendelhydrolat zur Raumluftverbesserung oder auf einem feuchten Tuch in der Nähe)
- Lavendel fein oder römische Kamille, stark verdünnt, eventuell im Diffuser mit Abstand, max. 5–10 Minuten

- **Keine** Massagen mit ätherischem Öl, keine Bäder, kein Einreiben.

6–24 Monate:
Nur ganz milde Öle – sehr sparsam
Geeignet sind z. B.:

- Lavendel fein (Lavandula angustifolia)
- Römische Kamille (Chamaemelum nobile)
- Mandarine rot (Citrus reticulata)

Nur in einer sehr schwachen Dosierung, zum Beispiel:
1 Tropfen ätherisches Öl auf 30 ml Trägeröl

Einsatzgebiete:
sanfte Bauchmassage, Entspannungsbad (1 Tropfen in Sahne oder Milch vor dem Badewasser gelöst), Raumbeduftung mit Duftstein.

2–6 Jahre:

Etwas mehr möglich – mit Vorsicht

- Einige neue Öle kommen dazu, z. B. Orange süß, Vanilleextrakt, Sandelholz.
- Pfefferminz, Eukalyptus globulus, Kampfer, Oregano, Zimt, Nelke bleiben verboten!

Empfohlene Dosierung:
1–2 Tropfen auf 10 ml Trägeröl
Du kannst jetzt schon Roll-Ons, Raumsprays oder leichte Einreibungen machen.

6–12 Jahre:

Fast wie bei Erwachsenen – aber angepasst

- Die Auswahl der Öle darf größer sein, aber Dosierung bleibt kindgerecht.
- Immer noch keine innerliche Anwendung ohne ärztliche Aufsicht.

Empfohlene Dosierung: 2–4 Tropfen auf 10 ml Trägeröl

Was Kinder niemals dürfen:

❌ Nie ätherische Öle pur auf die Haut geben!
❌ Nie einnehmen oder trinken! (auch nicht bei Zahnschmerzen oder Halsschmerzen)
❌ Keine Anwendung an Schleimhäuten, Augen oder Ohren!
❌ Vorsicht bei diesen Ölen – absolut tabu bei Babys und Kleinkindern:

- Pfefferminz (Mentha piperita) – kann Atemstillstand auslösen
- Eukalyptus globulus – reizt die Atemwege
- Kampfer, Wintergrün, Thymian Thymol, Zimt, Nelke, Oregano – hautreizend und stark

Welche Anwendungen & Dosierungen sind für welches Alter geeignet?

Alter des Kindes	Erlaubte Anwendungen	Empfohlene Dosierung
0–6 Monate	- Raumluft mit Hydrolaten - Duftstein (max. 5 Min.)	1 Tropfen auf 50 ml Trägeröl
6–24 Monate	- Bauchmassage - Sanftes Bad (mit Emulgator) - Duftstein	1 Tropfen auf 30 ml Trägeröl
2–6 Jahre	- Roll-Ons - Einreibungen - Duftlampe oder -stein	1–2 Tropfen auf 10 ml Trägeröl
6–12 Jahre	- Massagen - Bäder - Raumsprays - Duftmischungen	2–4 Tropfen auf 10 ml Trägeröl

Was Kinder niemals einnehmen oder verwenden dürfen

So wohltuend ätherische Öle sein können
– es ist wichtig zu verstehen, dass sie hochkonzentrierte Naturstoffe sind.
Ein einzelner Tropfen enthält die geballte Pflanzenkraft aus teils mehreren Kilo Pflanzenmaterial.
Gerade bei Kindern, deren Körper noch in der Entwicklung ist, kann eine unsachgemäße Anwendung schnell zu Reizungen oder sogar gefährlichen Reaktionen führen.
Deshalb gilt in der professionellen Aromatherapie ganz klar:

✕ Keine Einnahme von ätherischen Ölen bei Kindern!

Ätherische Öle gehören nicht in den Mund, nicht in den Tee, nicht auf die Zunge.
Auch wenn man es in manchen Quellen liest:
Bei Kindern ist eine innerliche Anwendung strikt abzulehnen, es sei denn, sie wird von einem erfahrenen Arzt mit Zusatzausbildung in Aromatherapie ausdrücklich verordnet.

<u>Die Einnahme kann zu:</u>

- Schleimhautreizungen im Mund und Magen-Darm-Trakt,
- Übelkeit oder Erbrechen,
- Vergiftungserscheinungen führen – insbesondere bei kleinen Kindern.

✕ Keine Anwendung pur auf der Haut!

Auch äußerlich dürfen ätherische Öle bei Kindern niemals unverdünnt verwendet werden
– weder bei Massagen, noch im Bad, noch punktuell.
Die kindliche Haut ist dünner, durchlässiger und empfindlicher als die von Erwachsenen.
Selbst milde Öle wie Lavendel können pur Reizungen verursachen.

✕ Vorsicht bei bestimmten Ölen – sie sind tabu für Babys & Kleinkinder

Einige ätherische Öle gelten zwar allgemein als wohltuend, sind aber für Kinder ungeeignet oder sogar gefährlich. Dazu gehören insbesondere:

Ätherisches Öl	Warum ist es <u>ungeeignet</u>?
Pfefferminz (Mentha piperita)	Kann über Haut oder Einatmung bei Babys und Kleinkindern Atemnot oder Atemstillstand auslösen (Menthol).
Eukalyptus globulus / Eukalyptus dives	Kann die Atemwege reizen und bei kleinen Kindern Reflexstillstand der Atmung verursachen.
Kampfer / kampferhaltige Öle	Neurotoxisch, vor allem bei Fieber oder bei Kindern mit Krampfneigung; erhöht das Risiko für Krämpfe.
Thymian Thymol (Thymus vulgaris CT Thymol)	Sehr stark reizend auf Haut und Schleimhäute; für Kinderhaut nicht geeignet.
Zimt (Cinnamomum verum / cassia)	Stark haut- und schleimhautreizend; kann bei Kindern schnell zu Verbrennungen und allergischen Reaktionen führen.
Oregano (Origanum vulgare)	Sehr stark antibakteriell, aber extrem reizend und nicht kindgerecht.
Nelke (Syzygium aromaticum)	Kann die Haut reizen und enthält Eugenol, das bei Kindern toxisch wirken kann.

Wenn du dir unsicher bist, ob ein Öl geeignet ist:
Lass es lieber weg oder frag eine qualifizierte Fachperson.
Es gibt genug sanfte Alternativen, die genauso wirksam
– aber sicher sind.

! Keine Aromatherapie bei bestimmten Beschwerden – wann du lieber zum Arzt gehst:

Auch wenn Düfte eine wunderbare Unterstützung sein können, gibt es Situationen, in denen sie nicht ausreichen oder sogar stören können.
Suche bitte unbedingt ärztlichen Rat bei:

- Fieber über 38,5 °C (besonders bei Babys)
- Atemnot, bellendem Husten oder Verdacht auf Krupp
- Krampfanfällen oder bekannter Epilepsie
- Hautausschlägen unklarer Ursache
- Anhaltenden oder sehr starken Bauchschmerzen
- Trägheit, Teilnahmslosigkeit oder starken Stimmungsschwankungen

Meine Duft-Hausapotheke für Kinder

Was du wirklich brauchst
– einfach, sicher und übersichtlich
Diese Liste hilft dir dabei, deine Aromatherapie-Grundausstattung für den Familienalltag zusammenzustellen – ohne überflüssige Produkte, aber mit allem, was du brauchst, um sicher und kreativ mit Düften zu arbeiten.

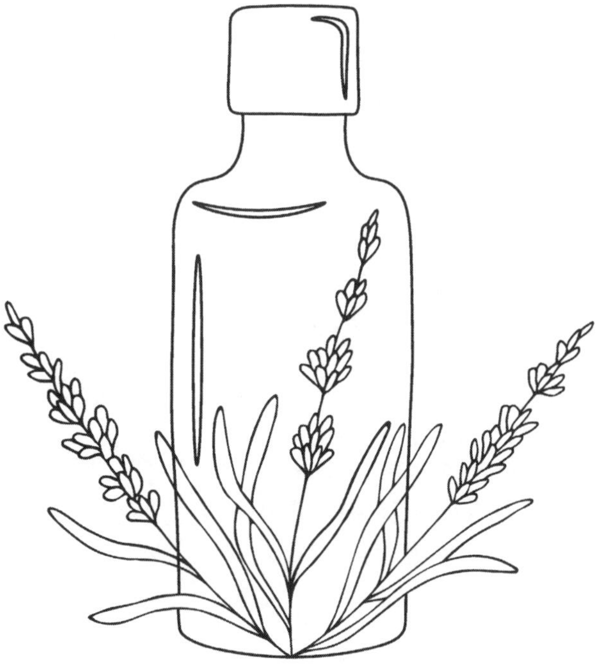

Sanfte ätherische Öle für Kinder (Basis-Set)

Öl	Wirkung	Ab welchem Alter?
Lavendel fein	Beruhigend, schlaffördernd, hautfreundlich	ab Geburt (verdünnt, mit Vorsicht)
Mandarine rot	Sanft, stimmungs-aufhellend, entspannend	ab 6 Monaten
Orange süß	Fröhlich, wärmend, angstlösend	ab 6 Monaten
Römische Kamille	Entzündungshemmend, beruhigend	ab 6 Monaten
Vanilleextrakt	Warm, tröstend, süß	ab 1 Jahr
Zitrone	Frisch, konzentrationsfördernd (nur in Duftlampe!)	ab 2 Jahren
Eukalyptus radiata	Mild schleimlösend bei Erkältung	ab 2 Jahren
Teebaum	Hautklärend, antibakteriell	ab 3 Jahren (gut verdünnt!)

Trägeröle (fette Öle zum Verdünnen)
Diese Öle brauchst du, um ätherische Öle sicher auf der Haut anwenden zu können:

Trägeröl	Eigenschaft	Geeignet für
Mandelöl süß	Sanft, pflegend, gut verträglich	Massagen, Roll-Ons
Jojobaöl	Sehr lange haltbar, zieht gut ein	Roll-Ons, Duftparfüm
Aprikosenkernöl	Sehr mild, ideal für empfindliche Haut	Babypflege, Wundschutz
Calendulaöl (mazeriert)	Hautberuhigend, wundheilend	Wundsalben, Schutzcremes
Kokosöl (nativ)	Leicht kühlend, duftet angenehm	Für Mückenstich-Hilfen, Sommerrituale

Zubehör zum Mischen & Aufbewahren

Zubehör	Wofür brauche ich das?
Roll-On-Fläschchen (10 ml)	Für Mutmacher-Öle, Trostroller, Schlafhilfen
Braunglasfläschchen (30–50 ml)	Für Massageöle, Kissensprays, Raumsprays
Sprühflaschen (30–100 ml)	Für Raumsprays, Gute-Nacht- oder Morgen-Sprays
Pipette oder Tropfhilfe	Für exakte Dosierung ätherischer Öle
Etiketten + wasserfester Stift	Für die Beschriftung (Kind darf mitgestalten!)
Trichter oder Rührstab	Für einfaches Abfüllen und Mischen

Aufbewahrung – sicher & kindersicher

Tipp	Warum?
Kühl und dunkel lagern	Licht und Wärme lassen Öle schneller altern
Braunglas statt Plastik	Schützt vor Licht, keine Weichmacher
Kindersicher verstauen	Öle niemals in Reichweite von Kleinkindern aufbewahren!
Kleine Aromabox oder Holzkästchen	Übersicht bewahren – sieht auch schön aus

Duftgeräte – für sanfte Raumbeduftung

Duftstein:

- Ideal für Babys & Kleinkinder
- Ohne Hitze, ohne Strom
- Wenige Tropfen genügen
- Nähe zum Kind bitte beachten (nicht zu nah!)

Ultraschall-Diffuser:

- Mit Wasser, erzeugt kühlen Nebel
- Ideal für größere Räume (Kinderzimmer, Wohnzimmer)
- 1–3 Tropfen ätherisches Öl auf 100–200 ml Wasser reichen völlig
- Nicht über längere Zeit laufen lassen – max. 10–15 Min. bei kleinen Kindern

Wichtig:

- Kein Dauerduften! Kinder reagieren empfindlicher als Erwachsene.
- Nie im Schlafzimmer durchgehend laufen lassen.
- Immer lüften und auf Reaktionen achten (z. B. Kopfschmerzen, Husten, Unruhe).

Ätherische Öle im Familienalltag

Wenn Düfte den Alltag leichter machen
Der Familienalltag mit kleinen Kindern ist bunt, lebendig – und manchmal ganz schön herausfordernd.
Es gibt Tage, da braucht ein Kind einfach Trost.
Andere Tage sind voller Wut, Bauchweh oder Einschlafprobleme.
Manchmal reicht schon eine kleine Geste, ein warmes Bad oder ein sanfter Duft, um die Stimmung zu drehen.
Genau hier können ätherische Öle helfen:
Sie unterstützen, ohne zu überfordern.
Sie wirken sanft, aber spürbar.
Und sie holen Kinder da ab, wo sie sich am besten erreichen lassen – über ihre Sinne.

In diesem Teil des Buchs findest du praktische Rezepte, Duftideen und Rituale, die du leicht in den Alltag einbauen kannst:

- Wenn der Bauch zwickt,
- wenn das Einschlafen schwerfällt,
- wenn dein Kind traurig, wütend oder einfach durch den Wind ist.

Du brauchst keine besonderen Vorkenntnisse, keine große Ausrüstung – nur ein paar sichere Öle, etwas Zeit und ein bisschen Vertrauen in die Kraft des Duftes.

Kleine Wehwehchen sanft begleiten

Kinder sind kleine Entdecker
– sie toben, probieren aus, fühlen intensiv.
Da bleiben kleine Beschwerden nicht aus.
Ob Bauchgrummeln nach dem Kindergarten, ein Wutanfall vor dem Schlafengehen oder ein kratzender Hals
– manchmal ist es genau dann wichtig, dass wir als Eltern nicht gleich zur Medizin greifen, sondern erst einmal achtsam beobachten:
Was braucht mein Kind jetzt wirklich?
In vielen Fällen hilft: Ruhe, Nähe – und ein sanfter Duft, der dem Körper zeigt: Du darfst loslassen.

Bauchweh

Sanfte Hilfe bei einem drückenden Bäuchlein

Typisch: Das Kind liegt unruhig auf dem Sofa, zieht die Beine an, klagt über „Aua im Bauch“.
Oft sind es Blähungen, Aufregung oder Verdauungsprobleme.

Was hilft: Wärme, sanfte Berührung – und ein beruhigender Bauch-Massage-Öl.

Rezept: „Bauchwohl-Massageöl“ (ab 6 Monaten)

- 30 ml Mandelöl (oder Aprikosenkernöl)
- 1 Tropfen Lavendel fein (Lavandula angustifolia)
- 1 Tropfen Römische Kamille (Chamaemelum nobile)

Alles gut vermischen und in ein dunkles Fläschchen füllen.
Mit warmen Händen im Uhrzeigersinn auf dem Bauch einmassieren – am besten im Liegen, mit sanfter Stimme und in ruhiger Atmosphäre.

Tipp:
Wenn dein Kind alt genug ist, lass es das Öl mit dir gemeinsam herstellen – das stärkt das Vertrauen und macht die Anwendung zu einem kleinen Ritual.

Warmer Bauchwickel mit Lavendelwasser

Ein feuchtwarmer Wickel mit einem Hauch Lavendel entspannt die Bauchmuskulatur.

Du brauchst:
- 1 Schüssel warmes Wasser
- 1 TL Lavendelhydrolat
- Weiches Tuch oder Mullwindel
- Trockenes Handtuch zum Fixieren

So geht's:
Hydrolat ins Wasser geben, Tuch darin tränken, leicht auswringen und auf den Bauch legen.
Mit dem trockenen Tuch fixieren. 10–15 Minuten anwenden.

Ab 6 Monaten geeignet.

Bauchwohl-Roll-On für unterwegs

Du brauchst:

- 10 ml Jojobaöl
- 1 Tropfen Kamille römisch
- 1 Tropfen Mandarine rot

So geht's:

Mischen, in Roll-On-Flasche geben und bei Bedarf sanft im Uhrzeigersinn auf den Bauch auftragen.

Ab 2 Jahren geeignet.

Kuschelduft gegen Unruhe

Du brauchst:

- 1–2 Tropfen Vanilleextrakt auf ein Tuch oder Kuscheltier

So geht's:

Kind daran schnuppern lassen, während es in Bauchlage liegt – unterstützt das Loslassen bei Blähbauch oder emotionalem Stress.

Ab 1 Jahr geeignet.

Mini-Bauchmassage (selbstgemischt)

Du brauchst:

- 10 ml Mandelöl
- 1 Tropfen Kümmelöl naturrein (nicht Kümmelgewürz!)

So geht's:

Vor der Anwendung Hände warm reiben, das Öl einmassieren – immer im Uhrzeigersinn.

Hinweis: Nicht anwenden bei empfindlicher Haut oder bekannten Allergien.

Ab 6 Monate geeignet

Schlafprobleme

Wenn zur Ruhe kommen schwerfällt

Viele Kinder tun sich schwer beim Einschlafen – sei es durch Reizüberflutung, Trennung vom Tag oder Sorgen, die sie noch nicht in Worte fassen können.

Was hilft: Ein vertrauter Duft kann helfen, den Übergang in den Schlaf sanft zu gestalten.

Rezept: „Traumkissen mit Lavendel“

- Kleine Stofftasche oder ein genähtes Säckchen (z. B. aus Baumwolle)
- Getrocknete Lavendelblüten (Bio-Qualität)
- Optional: Ein Tropfen Lavendel fein auf das Säckchen geben (nicht auf die Haut legen)

Das Kissen kann neben dem Bett liegen oder mit ins Kuscheltier genäht werden
– wichtig ist, dass der Duft nicht zu intensiv ist.

Gute-Nacht-Massage für Füße

Du brauchst:

- 10 ml Mandelöl
- 1 Tropfen Lavendel fein
- 1 Tropfen Orange süß

So geht's:
Nach dem Umziehen sanft die Fußsohlen einreiben. Das wirkt erdend und beruhigend.

Ab 6 Monaten geeignet.

Traumwolken im Glas – Duft für ruhige Nächte

Manchmal hilft schon ein vertrauter, zarter Duft im Zimmer, um den Übergang vom aufregenden Tag in die Ruhe der Nacht zu erleichtern. Dieses Glas ist wie eine „Traumwolke zum Aufdrehen“ – immer wieder verwendbar.

Du brauchst:

- Kleines Schraubglas mit Deckel (z. B. Marmeladenglas)
- Watte oder Baumwollvlies
- 1 Tropfen Lavendel fein
- Optional: Sticker, Bändchen oder kleine Deko zum Gestalten

So geht's:

1. Die Watte locker ins Glas legen.
2. 1 Tropfen Lavendel darauf geben.
3. Deckel verschließen.
4. Abends vor dem Schlafen gemeinsam mit dem Kind öffnen, daran schnuppern – dann „zuschrauben und träumen lassen“.

Tipp:

Lass dein Kind das Glas selbst verzieren – mit einem Mond, Sternen oder einem eigenen Namen wie „Traumwolke“ oder „Nachtduft“. So wird es zu einem festen Teil des Einschlafrituals.

Ab 1 Jahr geeignet.

Traumfänger-Spray fürs Kinderzimmer

Du brauchst:

- 50 ml Wasser
- 1 TL Alkohol
- 1 Tropfen Mandarine rot
- 1 Tropfen Rosengeranie

So geht's:
Vor dem Schlafengehen auf den Vorhang oder das Kopfteil sprühen. Kind darf selbst „den Traumfänger aktivieren".

Schlaf-Ritualkarte mit Duft

So geht's:
Male oder gestalte mit deinem Kind eine Karte mit dem Abendritual (Zähne putzen, Geschichte, Duft).
Ein Tropfen Lavendel auf die Rückseite – jeden Abend kurz schnuppern & ab in die Träume.

Erkältung

Sanfte Unterstützung bei
Schnupfnase & Husten

Kleine Schnupfnasen sind im Winter Alltag – aber nicht jedes Kind muss gleich ein starkes Erkältungsmittel bekommen.
Sanfte ätherische Öle können helfen, die Nase zu befreien und die Atmung zu erleichtern.

Rezept: „Luft-leicht-Duftmischung" (ab 2 Jahren)

- 1 Tropfen Eukalyptus radiata (NICHT globulus!)
- 1 Tropfen Zitrone
- 1 Tropfen Lavendel fein

In eine Duftlampe, einen Ultraschall-Diffuser oder auf einen Duftstein geben.
Nur 10–15 Minuten im Raum beduften – danach lüften.

Bei Kindern unter 2 Jahren bitte nur mit Duftstein in Distanz und sehr kurzer Dauer arbeiten!

Einreibespruch:

„Ich reib dich warm, ich reib dich sacht, so wird dein Näschen wieder sacht."

Brustöl mild bei Husten

Du brauchst:

- 10 ml Mandelöl
- 1 Tropfen Lavendel fein
- 1 Tropfen Thymian linalool (milder Chemotyp)

So geht's:

Sanft auf Brust und Rücken einreiben
– nicht bei Fieber anwenden!

Badeöl bei Schnupfen

Du brauchst:

- 1 EL Sahne
- 1 Tropfen Eukalyptus radiata
- 1 Tropfen Lavendel fein

So geht's:

Öle in der Sahne mischen, ins Badewasser geben.
Danach gut abtrocknen & warm einpacken.

Kopfkissen-Spray bei verstopfter Nase

<u>Du brauchst:</u>

- 50 ml Wasser
- 1 TL Alkohol
- 1 Tropfen Zitrone
- 1 Tropfen Lavendel

<u>So geht's:</u>

Auf das Kopfteil oder ein Stoffherz neben dem Bett sprühen.

Wärmesocken mit Duft – bei Schnupfnase und Frösteln

Wenn dein Kind fröstelt oder verschnupft ist, helfen nicht nur Tee und Decke – auch die Füße spielen eine große Rolle. Diese Duft-Wärmesocken kombinieren sanfte Wärme mit einem unterstützenden Erkältungsduft und geben ein wohliges Gefühl von Geborgenheit.

Du brauchst:

- Ein Paar dicke Baumwollsocken
- Ein paar Reiskörner oder Kirschkerne (in ein kleines Stoffsäckchen füllen)
- 1 Tropfen Eukalyptus radiata
- 1 Tropfen Lavendel fein
- Wärmflasche oder Heizkissen (nicht zu heiß!)

So geht's:

- Tropfe beide Öle auf das kleine Stoffsäckchen (nicht direkt auf die Haut!).
- Wärm das Säckchen leicht an – auf der Heizung oder kurz in der Mikrowelle (max. handwarm!).
- Leg das Säckchen in die Socken und zieh sie deinem Kind vor dem Schlafen oder beim Kuscheln an.

Ab 2 Jahre geeignet.

Hautpflege

Wenn die Haut mehr Zuwendung braucht

Gerade im Windelbereich oder bei trockener Haut ist sanfte Pflege wichtig.
Viele Kinderhautpflegeprodukte enthalten Duftstoffe oder Konservierungsmittel, die die Haut zusätzlich reizen können.

Rezept: „Wundercreme für empfindliche Haut“

- 50 g Sheabutter
- 1 TL Calendulaöl (Ringelblume, pflegend & heilend)
- 1 Tropfen Lavendel fein

Im Wasserbad leicht erwärmen, verrühren und in einem Tiegel abkühlen lassen.
Ideal bei Wundsein im Windelbereich, trockenen Stellen oder als sanfte Pflegecreme nach dem Baden.

Pflegeöl für trockene Winterhaut

Du brauchst:

- 30 ml Aprikosenkernöl
- 1 Tropfen Lavendel fein

So geht's:

Täglich nach dem Duschen sanft einreiben – schützt vor Trockenheit und Juckreiz.

After-Sun-Öl für sonnige Tage

Du brauchst:

- 20 ml Kokosöl
- 10 ml Aloe-Vera-Öl
- 1 Tropfen Lavendel fein

So geht's:

Nach einem sonnigen Tag sanft auf Arme und Beine auftragen – beruhigt und pflegt.

Handcreme gegen Rissigkeit

Du brauchst:

- 25 g Sheabutter
- 1 TL Ringelblumenöl
- 1 Tropfen Vanilleextrakt

So geht's:

Im Wasserbad schmelzen, gut vermischen, in Tiegel füllen – ideal für kalte Tage oder Kita-Hände.

Ab 3 Jahre geeignet.

Wolkenschutz-Balsam für raue Hautstellen

Kälte, Wind, Speichel, ständiges Händewaschen – all das kann die zarte Kinderhaut reizen. Dieser Schutzbalsam legt sich wie ein sanfter Film über die Haut, pflegt und beruhigt ohne zu fetten. Ideal für Wangen, Hände und kleine „Rauf-Stellen".

Du brauchst:

- 20 g Kakaobutter
- 10 ml Aprikosenkernöl
- 1 Tropfen Kamille römisch
- Optional: 1 Tropfen Lavendel fein (ab 6 Monaten)

So geht's:

- Kakaobutter im Wasserbad langsam schmelzen.
- Aprikosenkernöl und ätherisches Öl unterrühren.
- In einen kleinen Tiegel füllen, fest werden lassen.

Anwendung:

Sanft auf trockene Stellen, gereizte Haut oder Wangen auftragen – besonders im Winter oder bei empfindlicher Haut.

Tipp:

Nenne den Balsam „Wolkenschutz" oder „Kälte-Küsschen" – das klingt freundlich und wird vom Kind gern akzeptiert.

Große Gefühle liebevoll begleiten

Gefühle gehören zum Großwerden dazu.
Kinder fühlen oft sehr intensiv
– Freude, Angst, Wut, Traurigkeit –
alles ist groß, sofort und echt.

Und oft fehlen ihnen noch die Worte oder die Reife, diese Gefühle alleine zu ordnen.

Genau hier kann Aromatherapie helfen:
Nicht, um Gefühle wegzumachen, sondern um sie liebevoll zu begleiten.
Düfte wirken direkt im limbischen System
– dem Teil des Gehirns, in dem unsere Emotionen wohnen.
Sie helfen, zu regulieren, zu beruhigen oder Mut zu machen – nicht durch Druck, sondern durch Sinneserfahrung.

In diesem Kapitel bekommst du einfache Rezepte für Situationen, die viele Eltern kennen:
Wutanfälle, Trennungsangst und Konzentrationsprobleme.
Alle Anwendungen sind schnell gemacht und vor allem: kindgerecht.

Wut ist keine Schwäche – sondern ein starker Ausdruck

Wut entsteht, wenn etwas nicht gelingt, wenn sich dein Kind ohnmächtig fühlt.
Manche Kinder schreien, andere verstecken sich, manche werfen mit Gegenständen.
Für viele Eltern ist das schwer – besonders in der Öffentlichkeit. Aber Wut ist nicht böse.
Sie zeigt: „Ich weiß nicht weiter."
Ein eigenes Wut-Ritual kann helfen:
Es zeigt deinem Kind, dass es okay ist, wütend zu sein – und dass es Strategien gibt, um wieder bei sich anzukommen.

Kinder sind nicht „zu viel". Sie sind echt.
Wenn ein Kind wütet, weint, nicht loslassen will oder sich nicht konzentrieren kann, zeigt es uns nicht, dass „etwas nicht stimmt", sondern dass es etwas fühlt – intensiv, unverstellt und ehrlich.
Als Erwachsene haben wir gelernt, Gefühle zu „managen".
Kinder haben dieses Werkzeug (noch) nicht.
Und genau hier beginnt deine Aufgabe als Mama oder Papa: nicht, das Gefühl zu stoppen – sondern es zu begleiten, zu halten, auszuhalten.
Düfte können hier sanfte Werkzeuge sein.
Sie manipulieren nichts, sie machen keine Gefühle „weg".
Aber sie schaffen einen Raum, in dem sich dein Kind sicher fühlen darf.
Sie erinnern an Nähe, an Geborgenheit – an etwas Vertrautes.

Wenn die Wut zu groß wird: Aromaspray „Wut-was-weg“

Typisch:
Dein Kind schreit, wirft etwas, ist frustriert, weil etwas nicht klappt.
Es hört nicht auf dich – und selbst liebevolle Worte kommen gerade nicht an.

Was jetzt hilft:
Statt zu schimpfen oder zu argumentieren (was in diesem Moment eh nichts bringt), kannst du deinem Kind eine kurze Auszeit mit einem bekannten Duft schenken.
Ein eigenes "Wut-was-weg"-Spray wird schnell zu einem **Ritual**: erst riechen – dann reden.

Rezept: Aromaspray „Wut-was-weg“ (ab 2 Jahren)
- 50 ml abgekochtes oder destilliertes Wasser
- 1 TL Bio-Alkohol (z. B. Wodka oder kosmetischer Alkohol)
- 2 Tropfen Orange süß (stimmungsaufhellend)
- 1 Tropfen Vanilleextrakt (geborgen & beruhigend)

Alles in eine kleine Sprühflasche füllen, gut schütteln.
Gemeinsam mit dem Kind ein Etikett gestalten:
„Für wenn’s zu viel wird.“ oder „Wut-was-weg“

Beim nächsten Wutanfall darf das Kind selbst sprühen
– in die Luft oder auf ein Taschentuch.

Wutsocken treten – Dampf raus, Duft rein

Ab 3 Jahren

Fülle ein Paar dicke Baumwollsocken mit Reiskörnern.
Gib je 1 Tropfen Orange süß und Lavendel fein auf das Innere.
Dein Kind darf sie bei einem Wutanfall treten, werfen oder drücken. Das baut Spannung ab – ohne Worte.

Anti-Wut-Knete mit Duft

Ab 2 Jahren

Mische etwas Salzteig oder Knete mit 1 Tropfen Mandarine rot.
Beim Kneten darf dein Kind drücken, reißen, rollen – und spüren, wie der Körper sich entspannt.

Wut im Glas einsperren

Ab 2 Jahren

Nimm ein Schraubglas, lege duftende Watte hinein (1 Tropfen Lavendel).
Wenn dein Kind wütend ist:
Deckel auf, schnuppern – dann mit einem festen „Klick“ wieder schließen.

Wutbild mit Duft malen

Ab 3 Jahren

Gib 1 Tropfen Vanilleextrakt auf ein Malpapier.
Dein Kind darf mit dicken Stiften malen, was gerade „doof“ ist.
Danach das Blatt zerknüllen und in den Papierkorb werfen.

Trennungsschmerz ernst nehmen – nicht wegreden

„Es ist doch nicht schlimm."
„Du bist doch gleich wieder bei mir."
Solche Sätze meinen es gut – aber sie helfen dem Kind nicht.
Denn Trennung fühlt sich schlimm an – besonders im Kleinkindalter, wo Nähe Sicherheit bedeutet.
Ein Mutmacher-Duft gibt dem Kind etwas mit:
einen Geruch, der an Zuhause erinnert.
Einen Duft, der sagt: Du bist nicht allein.

„Mutstein + Duft"

- Nimm einen kleinen, glatten Stein
- Träufle 1 Tropfen Mandarine darauf
- Gib dem Kind den „Mutstein" in die Jackentasche

So wird der Stein mit dem Duft zum Symbol:
„Ich trage etwas von Zuhause bei mir."
Das ist greifbar – auch für Kinder, die noch keine Worte für ihre Angst haben.

Mutmacher-Roll-On

Typisch:
Dein Kind soll in den Kindergarten, zur Oma oder in die Schule – aber die Trennung fällt schwer.
Die Augen werden feucht, der Bauch wird flau.

Was jetzt hilft:
Ein vertrauter Duft, der Sicherheit gibt und erinnert:
Mama oder Papa sind nicht weg – sie sind nur kurz nicht da.
Ein Mutmacher-Roll-On kann vor dem Abschied helfen – als duftendes Zeichen von Nähe.

Rezept: Mutmacher-Roll-On (ab 2 Jahren)

- 10 ml Jojobaöl
- 1 Tropfen Mandarine rot (fröhlich, stärkend)
- 1 Tropfen Rosenhydrolat (Blütenduft, tröstend – als Seelenschmeichler)

In eine kleine Roll-On-Flasche geben, gut verschließen.
Vor dem Abschied auf die Innenseite der Handgelenke oder das Lieblingsstofftier auftragen.

Duftbrief im Rucksack

Ab 2 Jahren

Ein kleiner Zettel mit 1 Tropfen Mandarine und einem Satz wie „Ich denke an dich“ wandert in den Rucksack – als kleine Duftbotschaft für unterwegs.

Herzanstecker mit Mutduft

Ab 3 Jahren

Ein kleiner Anhänger aus Filz mit einem Tropfen Rosenhydrolat.
Dein Kind trägt ihn am Rucksack oder am Lieblingsstofftier – ein tragbares Stück Nähe.

Abschieds-Spray – Dein Duft bleibt da

Ab 2 Jahren

1 Tropfen Mandarine rot + 1 Tropfen Rosengeranie in 50 ml Wasser + 1 TL Alkohol – fertig ist das sanfte „Bleib-bei-mir-Duft“-Spray.
Vor dem Abschied gemeinsam sprühen.

Konzentration fördern – ohne Leistungsdruck

Konzentrationsprobleme sind nicht immer ein Zeichen von Unaufmerksamkeit.
Oft ist es Überforderung, Müdigkeit oder zu viele Reize.
Düfte wie Zitrone, Rosmarin verbenon oder Grapefruit können hier fokussierend wirken – aber sie ersetzen keine liebevolle Struktur.

Was hilft deinem Kind wirklich?

- Ein aufgeräumter Tisch
- Kurze Arbeitsphasen
- Ein Duft, den es selbst aussuchen durfte
- Eine kleine Pause mit Bewegung
- Und das Gefühl: Es ist okay, wenn du mal nicht perfekt bist.

Die Duft-Gefühlsbox (ab 3 Jahren)

Eine tolle Idee, um Gefühle zu besprechen und gleich mit Düften zu verbinden:

Was du brauchst:

- Eine kleine Holzkiste oder Schachtel
- 3–5 Duftproben (z. B. auf Baumwollpads): Lavendel, Orange, Mandarine, Vanille, Zitrone
- Bilder oder Karten mit Gesichtern: traurig, wütend, fröhlich, müde

So geht's:

- Dein Kind darf eine Karte ziehen: „Wie fühlst du dich heute?“
- Dann darf es einen Duft wählen, der dazu passt – oder helfen soll.
- Der Duft wird gemeinsam auf ein Tuch, Kissen oder Stofftier gegeben.

So entsteht eine Duft-Gefühlsbox, die dein Kind aktiv mitgestaltet.
Sie schafft Verbindung, statt Verhalten nur zu „beobachten“.
Und sie zeigt:
Dein Gefühl ist okay – und du darfst es spüren.

Zitronenstift für kluge Köpfe

Ab 6 Jahren

Ein unbehandelter Holzstift bekommt 1 Tropfen Zitrone auf das Ende (nicht zum Anlecken!).
Zitrone ist beruhigend.

Duftstein für die Hausaufgabenzeit

Ab 6 Jahren

1 Tropfen Grapefruit + 1 Tropfen Rosmarin verbenon auf einen kleinen Duftstein.
Beim Start der Lernzeit daran riechen – danach bewusst beiseitelegen.

Gedankenfänger-Glas

Ab 5 Jahren

Ein Schraubglas mit Duft-Watte und Zettelchen:
„Jetzt lernen – danach spielen."

Es hilft, sich bewusst auf eine Sache zu konzentrieren.

Duftarmband für klare Momente

Ab 6 Jahren

Ein einfaches Baumwollbändchen bekommt 1 Tropfen Zitrone.
Das Kind kann daran riechen, wenn es abschweift.

Wenn die Gedanken springen: Duftstein für klare Köpfe

Typisch:
Dein Kind hat Schwierigkeiten, sich zu konzentrieren – beim Basteln, bei den Hausaufgaben oder wenn es zuhören soll.
Die Gedanken hüpfen, der Körper zappelt.

Was hilft:
Konzentration braucht Ruhe – aber auch Frische. Einige Düfte fördern die geistige Klarheit, machen wach und strukturieren die Gedanken.

Rezept: Duftstein-Mischung für Schul- und Hausaufgaben (ab ca. 6 Jahren)

- 1 Tropfen Zitrone (fokussierend, klärend)
- 1 Tropfen Rosmarin verbenon (nicht Campher-Typ!) – nur für Kinder ab 6 Jahren!
- Optional: 1 Tropfen Grapefruit (frisch & motivierend)

Auf einen Ton-Duftstein, eine Duftscheibe oder ein Holzstück geben.
Neben den Arbeitsplatz legen – nicht dauerhaft inhalieren, sondern punktuell während der Konzentrationsphase.

Ruhiges Bad mit Lavendel & Orange

Ab 2 Jahren

2 Tropfen Lavendel fein + 1 Tropfen Orange süß in Sahne oder Honig mischen und ins warme Bad geben.

Gedanken-Aus-Massage

Ab 3 Jahren

1 Tropfen Lavendel fein in 10 ml Mandelöl.
Sanft über Stirn, Nacken oder Rücken streichen
– ganz ruhig, ganz langsam.

Duftkuscheltier als Ruhefreund

Ab 1 Jahr

Ein kleines Tuch oder Band mit 1 Tropfen Vanille oder Mandarine am Lieblingskuscheltier befestigen.
So riecht Geborgenheit.

Du brauchst kein Duft-Experte zu sein.
Wichtig ist:
Du nimmst dein Kind ernst
 – in seinen Gefühlen, in seinen Bedürfnissen.
Die Aromatherapie ist dabei dein Werkzeugkasten voller kleiner Helfer, die nicht laut oder aufdringlich sind.
Sie wirken im Hintergrund, ganz sanft – aber spürbar.

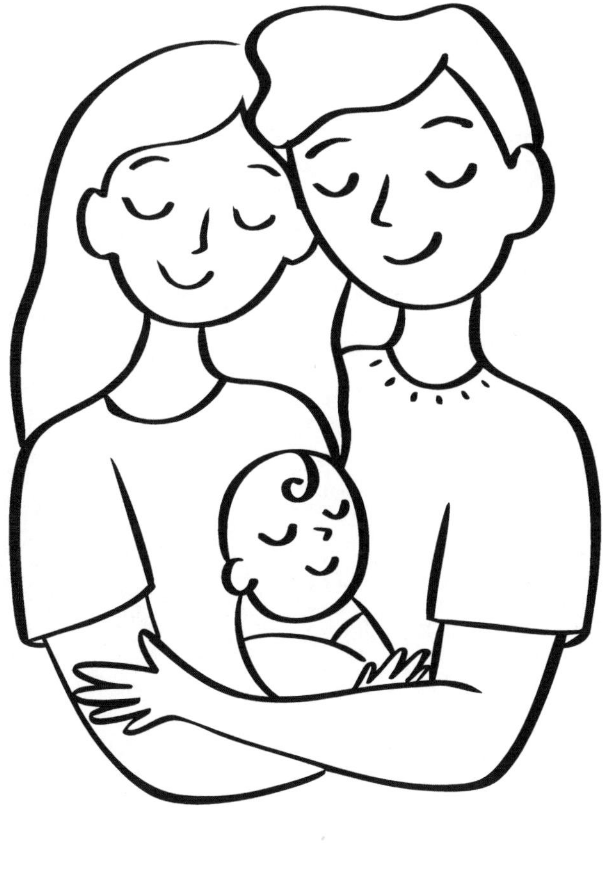

Schritt-für-Schritt-Rezepte zum Nachmachen

Kleine Hände, große Düfte – DIY mit Kindern
Was gibt es Schöneres, als gemeinsam mit Kindern etwas herzustellen, das nicht nur duftet, sondern auch guttut?

In diesem Kapitel findest du einfache Anleitungen, die ihr zuhause umsetzen könnt – ganz ohne Vorkenntnisse, mit wenigen Zutaten und viel Raum für Kreativität.
Diese kleinen DIY-Projekte sind mehr als nur Bastelspaß.
Sie sind Zeit, Verbindung, gemeinsames Tun.
Und sie zeigen Kindern:
Ich kann selbst etwas machen, das hilft.

Lavendel-Badebombe „Zeit für mich“

Ein warmes Bad mit einer selbstgemachten Lavendel-Badebombe kann nach einem aufregenden Tag Wunder wirken.
Diese Mischung beruhigt, pflegt die Haut und macht Spaß beim Zusehen, wie sie im Wasser sprudelt.

Du brauchst:

- 100 g Natron
- 50 g Zitronensäure
- 50 g Maisstärke
- 50 g geschmolzenes Kokosöl
- 2 Tropfen Lavendel fein
- Silikonförmchen (Herzen, Sterne etc.)
- Optional: getrocknete Lavendelblüten

So geht's:

- Trockene Zutaten in einer Schüssel gut vermengen.
- Kokosöl leicht erwärmen, Lavendelöl hineingeben.
- Flüssigkeit unter ständigem Rühren zur Pulver-Mischung geben.
- Masse in die Formen drücken.
- 24 Stunden trocknen lassen – fertig!

Beim Baden löst sich die Bombe auf und verströmt einen angenehmen Duft.
Perfekt zum Runterkommen am Abend.
Ab 2 Jahren geeignet.

Gute-Nacht-Kissenspray „Träum süß“

Ein sanfter Duft auf dem Kopfkissen kann Kindern helfen, abends zur Ruhe zu kommen.
Dieses Spray kombiniert die beruhigende Wirkung von Lavendel mit der warmen Süße der Orange.

Du brauchst:

- 50 ml abgekochtes oder destilliertes Wasser
- 1 TL Alkohol (z. B. Bio-Wodka)
- 2 Tropfen Lavendel fein
- 1 Tropfen Orange süß
- Kleine Sprühflasche (z. B. 50 ml)

So geht’s:

- Alkohol und ätherische Öle mischen.
- Wasser dazugeben und gut schütteln.
- Vor dem Schlafengehen auf das Kissen, die Bettdecke oder den Schlafanzug sprühen.

Tipp:
Vor dem Schlafen eine kleine Geschichte lesen – so wird der Spray Teil des Abendrituals.
Ab 2 Jahren geeignet.

Mein Duftglas zum Aufschrauben

Dieses Glas hilft in Momenten, in denen dein Kind Trost oder Ruhe braucht – ohne Worte.
Es ist schnell gemacht und kann mit dem Lieblingsduft gefüllt werden.

Du brauchst:

- Ein kleines Schraubglas
- Etwas Watte oder Vlies
- 2–3 Tropfen Lieblingsduft (z. B. Vanille, Mandarine, Lavendel)

So geht's:

- Watte ins Glas legen.
- Ätherische Öle direkt darauf träufeln.
- Glas verschließen und hübsch gestalten (Sticker, Bänder, Etikett).

Bei Bedarf öffnen, tief riechen – und wieder schließen. Hilft bei Kummer oder Reizüberflutung.
Ab 3 Jahren geeignet.

Duftanhänger zum Verschenken

Ein kreatives Projekt mit Herz:
Diese selbstgemachten Duftanhänger sehen schön aus, duften angenehm und sind ein tolles Geschenk für Oma, Lehrer oder das eigene Zimmer.

Du brauchst:

- Lufttrocknende Modelliermasse (z. B. Salzteig oder Ton)

Ausstechformen

- Holzstäbchen oder Strohhalm für ein Loch
- 1–2 Tropfen Lieblingsöl

So geht's:

- Masse ausrollen, Formen ausstechen, Loch zum Aufhängen nicht vergessen.
- Trocknen lassen (nach Packungsangabe).
- Nach dem Trocknen mit Duft beträufeln.

Tipp:
Kind darf bemalen oder beschriften – z. B. mit „Duft für gute Träume".

Roll-On bei Mückenstichen
– „Anti-Krabbel-Hilfe“

Gerade im Sommer sind Mückenstiche lästig.
Dieses Roll-On wirkt beruhigend und juckreizstillend
– ganz ohne Chemie.

<u>Du brauchst:</u>

- 10 ml Jojobaöl
- 1 Tropfen Lavendel fein
- 1 Tropfen Teebaumöl (nur ab 3 Jahren und gut verträglich!)
- Roll-On-Flasche

<u>So geht's:</u>

- Öl und ätherische Tropfen in die Flasche füllen.
- Vor jedem Gebrauch leicht schütteln.
- Direkt auf den Stich auftragen.

Es ist Kühlend, beruhigend, hautfreundlich – und sicher für
die Kleinsten.
Ab 3 Jahren geeignet.

Seife selbst gießen
– mit Duft und Fantasie

Eine bunte, duftende Seife macht das Händewaschen plötzlich wieder interessant
– und sie ist ganz leicht selbstgemacht.

<u>Du brauchst:</u>

- Gießseife (z. B. Glycerinbasis, ohne Duftstoffe)
- Silikonförmchen
- 1–2 Tropfen Orange süß oder Mandarine
- Optional: getrocknete Blüten oder Lavendel

<u>So geht's:</u>

- Seife im Wasserbad schmelzen.
- Öl und ggf. Blüten einrühren.
- In Förmchen gießen, fest werden lassen.

Besonders schön als kleines Geschenk – mit Namen oder Muster eingraviert.
Ab 3 Jahren geeignet.

Trost-Roll-On
„Wenn's mal traurig ist"

Manche Tage sind einfach schwer.
Dieser Trost-Roll-On ist wie eine kleine Umarmung in der Tasche – mit weichem Duft und emotionaler Wärme.

Du brauchst:

- 10 ml Mandelöl
- 1 Tropfen Kamille römisch
- 1 Tropfen Vanilleextrakt
- Roll-On-Flasche

So geht's:

- Alles in die Flasche geben, sanft schütteln.
- Auf Herzgegend oder Handgelenk auftragen.
- Dazu: Kuscheln, da sein, zuhören.

Kann bei Übergängen (Kita, Einschulung) sehr gut unterstützen.
Ab 2 Jahren geeignet.

Mein Zauberduft-Parfüm

Ein Parfüm, das Kinder selbst kreieren dürfen – fantasievoll und voller Stolz.
Ob „Dino-Mut-Duft“ oder „Glitzer-Prinzessinnen-Zauber“ – erlaubt ist, was duftet und guttut.

<u>Du brauchst:</u>

- 10 ml Jojobaöl
- 1 Tropfen Lavendel
- 1 Tropfen Mandarine
- Optional: Etiketten, Sticker, Glitzerfläschchen

<u>So geht's:</u>

- Öle ins Trägeröl geben, gut mischen.
- Kind darf dem Parfüm einen Namen geben.
- Etikett bemalen oder bekleben – fertig!

So entsteht ein selbstgewählter, selbstgestalteter Duft, den das Kind jederzeit verwenden darf – zum Spielen, Beruhigen oder Mutmachen.
Ab 4 Jahren geeignet.

"Guten-Morgen-Spray" – Frischer Start in den Tag

Gerade an trödeligen Morgen ist ein belebender Duft im Badezimmer oder Kinderzimmer ein sanfter „Wachmacher", der die Stimmung hebt – ganz ohne Stress.

Du brauchst:

- 50 ml abgekochtes oder destilliertes Wasser
- 1 TL Bio-Alkohol (z. B. kosmetischer Alkohol oder Wodka)
- 2 Tropfen Zitrone
- 1 Tropfen Grapefruit
- Sprühflasche

So geht's:

- Alkohol und ätherische Öle mischen.
- Wasser zugeben, gut schütteln.
- Direkt nach dem Aufstehen ins Zimmer oder auf Kleidung sprühen (nicht direkt aufs Gesicht!).

Der frische Zitrusduft wirkt aktivierend, motiviert zum Anziehen und Losgehen – ohne dass du groß etwas sagen musst.

Tipp: Gib dem Spray einen Namen wie „Wach-Zauber" oder „Morgenstrahl", damit es Teil des Morgenrituals wird.
Ab 3 Jahren geeignet.

„Startklar“-Roll-On für den Morgen

Manche Kinder brauchen morgens einfach einen kleinen Impuls, um wach und bereit zu werden.
Dieser frische Roll-On kann ein „Duftwecker“ sein – ganz ohne Worte und ganz ohne Stress.

<u>Du brauchst:</u>

- 10 ml Jojobaöl
- 1 Tropfen Zitrone
- 1 Tropfen Grapefruit

<u>So geht's:</u>
Öle ins Trägeröl geben, in eine Roll-On-Flasche füllen und gut beschriften: „Startklar“ oder „Wachmacher“.
Morgens gemeinsam auftragen – z. B. auf Handgelenke, Pulloverkragen oder den Haaransatz.
Ab 6 Jahre geeignet.

Duft-Waschtücher für unterwegs – Frische zum Mitnehmen

Diese selbstgemachten Tücher sind perfekt für Ausflüge, Kindergarten oder Reisen.
Sie duften angenehm, reinigen sanft und machen das Händewaschen unterwegs zum Erlebnis.

Du brauchst:

- Kleine verschließbare Dose oder Schraubglas
- Baumwolltücher oder Kosmetikpads
- 100 ml abgekochtes Wasser
- 1 TL mildes Bio-Duschgel oder Babywaschlotion
- 2 Tropfen Lavendel fein
- 1 Tropfen Mandarine

So geht's:

- Wasser, Duschgel und ätherische Öle vermischen.
- Die Tücher oder Pads darin tränken und in die Dose legen.
- Im Kühlschrank bis zu 5 Tage haltbar.

Ideal für unterwegs, beim Basteln, nach dem Spielplatz – oder einfach als kleiner Frische-Kick.

Tipp:
Lass dein Kind die Dose gestalten – so wird das Tuch zum "Zauberlappen" gegen Schmutz und schlechte Laune.
Ab 2 Jahren geeignet

Duftiger Waschlappen für Spielplatzrückkehrer

Ein Waschlappen, der nicht nur sauber macht – sondern auch gute Laune bringt.

Du brauchst:

- 1 feuchter Waschlappen (lauwarm)
- 1 Tropfen Zitrone
- 1 Tropfen Lavendel fein

So geht's:
Nach dem Spielen Hände und Gesicht damit abwischen – wirkt reinigend und beruhigend zugleich.

Tipp:
Perfekt für kleine Dreckspatzen nach Matschküchen-Abenteuern.

„Hallo Herbst“-Duftbäumchen

Wenn draußen die Blätter fallen, bringt dieser Duftbaum eine gemütliche Stimmung ins Kinderzimmer – ganz ohne Strom oder Technik.

Du brauchst:

- Tonpapier oder Filz in Baumform
- Ein Band zum Aufhängen
- 1 Tropfen Orange süß
- 1 Tropfen Zimtblatt (sehr sparsam – ab 2 Jahren und nur äußerlich in der Luft)

So geht's:

Kind darf das Bäumchen bemalen oder bekleben.
Danach 1–2 Tropfen auf den Filz geben und ans Fenster oder über dem Tisch aufhängen.

„Alles wird gut“-Taschenzauber

Manchmal brauchen Kinder unterwegs eine kleine Erinnerung, dass sie stark sind – besonders in neuen Situationen.

Du brauchst:

- Kleines Baumwollsäckchen
- Watte oder Baumwollvlies
- 1 Tropfen Vanilleextrakt
- 1 Tropfen Mandarine rot

So geht's:

Die Düfte auf die Watte geben und in das Säckchen legen und anschließend gut verschließen.
Das Kind darf es in der Jackentasche bei sich tragen.
Ab 3 Jahre geeignet.

Zaubertröpfchen für den Badewannenrand

Manchmal mögen Kinder keine Duftbäder.
Diese Variante bringt den Duft sanft über den Rand
– ohne direkten Hautkontakt.

Du brauchst:

- 2 Tropfen Mandarine
- 1 Tropfen Kamille römisch
- 1 EL Sahne oder Pflanzenmilch
- Kleines Stofftuch

So geht's:
Düfte in die Sahne geben, auf das Stofftuch träufeln und dieses über den Badewannenrand hängen.
Der Dampf verteilt den Duft sanft – ohne Kontakt mit dem Wasser.

Ideal für empfindliche Kinder oder bei gereizter Haut.
Ab 2 Jahre geeignet.

Duftfarben zum Malen

Malen mit allen Sinnen!
Diese selbstgemachten Farben riechen nicht nur gut, sondern regen auch die Fantasie an.
Perfekt für regnerische Tage oder ruhige Nachmittage.

Du brauchst:

- Naturjoghurt oder Mehl-Wasser-Mischung
- Lebensmittelfarbe
- Je 1 Tropfen Mandarine, Zitrone oder Lavendel fein

So geht's:
Die Farben anrühren, beduften, loslegen!
Gerüche und Farben lassen sich beliebig kombinieren.
Ab 3 Jahre geeignet.

Duft-Beutel für den Kleiderschrank

Ein frischer, vertrauter Duft zwischen Kleidung, Schlafsachen oder Kuscheltieren – das schafft Geborgenheit und Freude beim Anziehen.

Du brauchst:
- Baumwollsäckchen
- Getrocknete Lavendelblüten
- 1–2 Tropfen Lavendel fein

So geht's:
Blüten & Öl ins Säckchen geben, in die Schublade oder ans Kleiderregal hängen.
Ab 2 Jahre geeignet.

Waschmittel-Booster mit Zitrusduft

Ein kleiner Zusatz für frische Kinderwäsche
– ganz ohne synthetische Parfüme.

Du brauchst:
- 1 TL Natron
- 1 Tropfen Zitrone oder Orange süß

So geht's:
Einfach zum normalen Waschgang geben.
Erfrischt und sorgt für ein sauberes, sanftes Wäschegefühl.
Ab 3 Jahre geeignet.

Luftballon-Parfüm zum Aufpusten & Lachen

Dieses kleine Spiel bringt Bewegung, Freude und einen dezenten Duft in den Alltag – und das ganz ohne Technik. Ideal für unruhige Tage drinnen.

Du brauchst:

- 1 Latex-Luftballon
- 1 Tropfen Mandarine rot
- 1 Tropfen Orange süß
- Küchenrolle oder Wattepad

So geht's:

Gib die Tropfen auf ein Stück Küchenrolle oder Wattepad und stecke es vorsichtig in den leeren Ballon.
Dann aufblasen (Eltern übernehmen das!) – beim Auslassen duftet es herrlich durch den Raum.
Wiederverwendbar ist der Ballon nicht, aber das Lächeln danach bleibt.

Tipp:

Lasst die Kinder den Ballon bemalen, bevor ihr startet – das macht das Ritual besonders.
Ab 3 Jahre geeignet.

„Lesezeit-Duftkissen“ – für ruhige Vorlesemomente

Kinder lieben Rituale – und Vorlesen ist ein ganz besonderes. Dieses kleine Duftkissen wird zum festen Begleiter in eurer Leseecke und hilft dabei, sich auf die Geschichte einzulassen.

<u>Du brauchst:</u>

- Kleines Baumwollkissen oder genähtes Stoffherz
- 1 Tropfen Vanilleextrakt
- 1 Tropfen Mandarine rot

<u>So geht's:</u>

Vor dem Vorlesen einen Tropfen Duft auf das Kissen geben (nicht auf das Buch!) und gemeinsam daran schnuppern.
Dann: Aufs Sofa, Kissen in den Arm, zuhören und träumen.
Mit der Zeit wird der Duft selbst zum Signal:
„Jetzt ist Lesezeit!“
Ab 2 Jahre geeignet.

Duft-Malkreide für draußen

Diese Malkreide ist schnell selbst gemacht, riecht angenehm und verwandelt den Gehweg oder Garten in eine kreative Spielwiese – mit extra Duftfreude.

Du brauchst:

- 4 EL Maisstärke
- 4 EL Wasser
- Lebensmittelfarbe
- 1 Tropfen Zitrone oder Orange süß
- Pinsel oder Schwämmchen

So geht's:

Alle Zutaten gut verrühren, bis eine cremige Farbe entsteht. Nach Lust und Laune auf Pflastersteine oder Asphalt malen. Der Duft begleitet das Malen – und das Kunstwerk hält bis zum nächsten Regen.

Tipp:

Mehrere Farben und Düfte mischen
– z. B. Zitrone = Gelb, Orange = Orange –
das verstärkt den Sinnesbezug.
Ab 3 Jahre geeignet.

„Luftigleicht“-Raumspray fürs Kinderzimmer

Manchmal tut ein bisschen frische Luft im Raum einfach gut – ohne zu lüften.
Dieses Spray sorgt für neue Energie und eine angenehme Atmosphäre.

<u>Du brauchst:</u>

- 50 ml abgekochtes Wasser
- 1 TL Alkohol (z. B. Wodka)
- 1 Tropfen Grapefruit
- 1 Tropfen Lavendel fein

<u>So geht’s:</u>
Alle Zutaten in eine Sprühflasche geben, gut schütteln.
1–2 Sprühstöße in die Luft reichen.
Ideal morgens oder nach dem Spielen.

<u>Tipp:</u>
Kind darf selbst „den Duft in die Luft schicken“
– das gibt Selbstwirksamkeit.
Ab 2 Jahre geeignet.

Lichtduft für die Familienkerze

Ein kleiner Moment der Ruhe beim Abendessen, Spielen oder Vorlesen – mit einer selbstgemachten Duftkerze ganz einfach umzusetzen.

Du brauchst:

- Kleine Kerze im Glas (naturbelassen)
- 1 Tropfen Orange süß
- Zahnstocher

So geht's:

Nach dem Löschen (nicht vorher!) Duft auf die abgekühlte, aber noch warme Kerzenoberfläche geben.
Beim nächsten Anzünden verströmt sich der Duft ganz zart.

Tipp:

Eine feste Familienkerze, die regelmäßig brennt, schafft eine liebevolle Konstante im Alltag.

„Duftspielzeug für zwischendurch“ – Wattewurm

Ein kleiner Duftfreund für unterwegs oder ruhige Momente auf der Decke: weich, niedlich und gut riechend.

Du brauchst:

- 1 Kinderstrumpf (frisch, sauber)
- Watte oder Füllwatte
- 1 Tropfen Lavendel fein
- 1 Tropfen Vanilleextrakt
- Gummibänder zum Abbinden

So geht’s:

Strumpf mit Watte füllen, alle 5 cm abbinden – so entsteht ein kleiner „Wurm“.

Mit Duft beträufeln, zum Kuscheln oder Schnuppern bereitstellen (nicht unbeaufsichtigt bei Babys lassen!).

Tipp:

Mit Stoffstiften ein Gesicht aufmalen
– wird schnell zum Lieblingsfreund.
Ab 1 Jahr geeignet

„Farbtropfen-Experiment“ mit Düften

Ein kreatives Spiel mit Farben, Wasser – und einem Hauch Duft. Fördert die Feinmotorik und das Staunen.

Du brauchst:

- 3 Gläser mit Wasser
- Lebensmittelfarbe
- Pipette oder Löffel
- 1 Tropfen Zitrone, Mandarine und Lavendel fein (jeweils in eines der Gläser)

So geht's:

Das Kind darf auch mischen, klecksen, beobachten.
Der Duft verstärkt die Erfahrung und regt die Sinne an – ganz ohne Anleitung.

Tipp:

Macht vorher eine „Nase-Probe“:
„Wie riecht Gelb?
Wie riecht Blau?“
Ab 3 Jahre geeignet.

Kräuterduft im Fenster – Duftkranz selber machen

Ein schönes Naturbastelprojekt mit Duftwirkung:
einfach, hübsch und duftet dezent nach draußen.

Du brauchst:

- Ein kleiner Zweig-Kranz oder fester Drahtkreis
- Getrocknete Kräuter (z. B. Lavendel, Rosmarin)
- 1 Tropfen Zitrone oder Grapefruit
- Schnur zum Aufhängen

So geht's:
Kräuter aufkleben oder mit Garn umwickeln, mit Duft beträufeln, aufhängen.
Passt ins Kinderzimmer, ans Fenster oder über die Tür.

Tipp:
Auch als Geschenk für Omas, Tanten & Freunde perfekt!
Ab 4 Jahre geeignet

Duftiger Schlüsselanhänger für den Schulranzen

Ein kleiner Alltagsbegleiter, der sanft duftet und Mut macht – für Schule, Ausflüge oder Kindergeburtstage.

Du brauchst:

- Filzrest oder Baumwollband
- 1 Tropfen Mandarine rot
- 1 Tropfen Rosengeranie
- Schlüsselring oder Clip

So geht's:
Duft auf das Material geben, trocknen lassen, befestigen – ein dezenter Wohlfühlbegleiter für unterwegs.

Tipp:
Dein Kind kann ihn selbst gestalten, bemalen oder mit Initialen versehen.
Ab 6 Jahre geeignet.

Bastel-Schwämmchen mit Zitrusduft

Eine duftende Bastelhilfe:
ideal für kleine Hände beim Stempeln, Wischen oder einfach als Knetalternative.

Du brauchst:

- Haushaltsschwamm (neu!)
- 1 Tropfen Zitrone oder Orange süß
- Wasser und eine kleine Schale

So geht's:
Schwamm mit Duft beträufeln, leicht anfeuchten, loslegen – zum Abtupfen, Stempeln, Muster ziehen.

Tipp:
Mit Lebensmittelfarbe in Wasser färben
– das macht's noch spannender.
Ab 3 Jahre geeignet.

„Guten-Abend“-Roll-On für Mama und Kind

Ein Roll-On für alle
– gemeinsam auftragen, gemeinsam entspannen.
Auch Eltern brauchen duftende Pausen.

Du brauchst:

- 10 ml Jojobaöl
- 1 Tropfen Lavendel fein
- 1 Tropfen Mandarine rot

So geht's:
Öle ins Basisöl geben, gut schütteln.
Vor dem Schlafen auf den Puls oder Nacken auftragen – zusammen, bewusst, mit Nähe.

Tipp:
Ein Spruch dazu wirkt Wunder:
„Heute schlafen wir mit einem Lächeln.“
Ab 2 Jahre geeignet.

Duftiger Stundenplan für die Wand

Der Alltag wird übersichtlicher, wenn er gut riecht!
Dieser DIY-Stundenplan ist nicht nur praktisch, sondern auch ein Duftanker.

Du brauchst:

- Bastelkarton, Textilstift
- Kleines Stoffstück oder Duftpad
- 1 Tropfen Rosmarin verbenon oder Zitrone

So geht's:
Kind malt seinen Stundenplan, den Duftträger klebt ihr in eine Ecke.
So riecht Lernen plötzlich gar nicht mehr so „streng".

Tipp:
Jede Woche kann ein neuer Duft dazukommen – ein Wochenstart-Ritual!
Ab 5 Jahre geeignet.

Dufttagebuch für kleine Nasen

Düfte erleben – Gefühle entdecken
Kinder sind echte Duftentdecker.
Sie riechen oft viel bewusster als Erwachsene
– manchmal begeistert, manchmal kritisch.
Ein bestimmter Geruch kann sie trösten, fröhlich machen oder beruhigen.

In diesem Kapitel laden wir dein Kind ein, selbst zum Duftforscher zu werden.
Was riecht gut?
Was fühlt sich damit schön an?
Was gefällt mir gar nicht?

Mit dem Dufttagebuch lernen Kinder spielerisch:
auf den eigenen Körper zu hören,
Gefühle zu benennen,
und mitzubestimmen, was ihnen guttut.

Wie funktioniert das Dufttagebuch?
Ganz einfach:
Nach dem Schnuppern oder Anwenden eines Öls darf dein Kind eine kleine Seite ausfüllen oder gestalten.
Ob malen, ankreuzen oder schreiben – alles ist erlaubt. Es gibt kein richtig oder falsch.

Mein heutiger Duft:
Name des Dufts: ______________________
(z. B. Lavendel, Orange, Mandarine…)

So riecht er für mich:

□ Blumig
□ Frisch
□ Süß
□ Fruchtig
□ Komisch
□ Ich weiß nicht

Ich fühle mich damit:

□ Fröhlich
□ Ruhig
□ Mutig
□ Schläfrig
□ Wütend
□ Traurig
□ Ich weiß nicht

Das mache ich gerne dabei:

□ Kuscheln
□ Malen
□ Einschlafen
□ Toben
□ Lernen
□ Nichts – nur riechen

Mein heutiger Duft:
Name des Dufts: ______________________
(z. B. Lavendel, Orange, Mandarine...)

<u>So riecht er für mich:</u>

□ Blumig
□ Frisch
□ Süß
□ Fruchtig
□ Komisch
□ Ich weiß nicht

<u>Ich fühle mich damit:</u>

□ Fröhlich
□ Ruhig
□ Mutig
□ Schläfrig
□ Wütend
□ Traurig
□ Ich weiß nicht

<u>Das mache ich gerne dabei:</u>

□ Kuscheln
□ Malen
□ Einschlafen
□ Toben
□ Lernen
□ Nichts – nur riechen

Mein Lieblingsduft der Woche:
Ich habe diese Woche diese Düfte ausprobiert:
(Ankreuzen oder kleine Zeichnung hinzufügen)

□ Lavendel
□ Orange süß
□ Vanille
□ Kamille
□ Mandarine
□ Zitrone
□ Ein anderer: ______________________

Mein Lieblingsduft war: __________________
Warum? ______________________________
Wo habe ich ihn benutzt? ________________

Male dein persönliches Duftbild:

Kreatividee: Mein eigener Duftstern

Auf einer Sternenkarte kann dein Kind für jeden ausprobierten Duft einen Stern anmalen oder einkleben – je nachdem, wie sehr es gefallen hat:

✸ = Super
★ = Geht so
☆ = Mochte ich nicht

So entsteht mit der Zeit ein richtiges Duftprofil:
Was mag mein Kind?
Was eher nicht?

Was andere Eltern erzählen
5 ehrliche Erfahrungen aus dem Alltag mit Düften

Weniger Tränen beim Abschied – dank Mut-Roll-On – Sarah, Mama von Emma (3)

„Meine Tochter ist sehr sensibel, gerade morgens im Kindergarten.
Wir hatten eine Zeit, da hat sie jeden Tag geweint beim Abschied.
Eine Freundin hat mir dann von Mandarine-Öl erzählt – ich war erst skeptisch, aber habe den Mutmacher-Roll-On aus diesem Buch ausprobiert.
Jetzt tragen wir morgens gemeinsam das Öl auf ihr Handgelenk auf, sie schnuppert daran und sagt:
‚Ich hab meinen Mut dabei!‘
Es ist ein kleines Ritual geworden – und die Tränen sind deutlich weniger geworden.“

Ein Duft gegen das Bauchgrummeln
– Timo, Papa von Noah (4)

„Wenn Noah Bauchweh hat, ist das für uns alle schlimm.
Er weint dann, zieht die Beine an, schläft schlecht.
Früher hab ich einfach nur ein Kirschkernkissen aufgelegt, jetzt massieren wir abends mit dem Bauchöl aus Lavendel und Kamille – ganz sanft.
Er beruhigt sich oft schon beim Auftragen.
Ich hätte nie gedacht, dass so ein bisschen Duft so viel ausmachen kann.
Wir nennen es jetzt ‚die Zauberbauch-Massage‘."

Unser Einschlafzauber: Lavendel auf dem Kissen
– Lina, Mama von Leo (4) und Paula (6)

„Zwei Kinder, zwei Einschlafgeschichten – und zwei völlig unterschiedliche Bedürfnisse.
Leo will kuscheln, Paula liegt oft lange wach.
Was beiden aber hilft: unser Gute-Nacht-Kissenspray.
Es duftet nach Lavendel und Orange, und wir sprühen es gemeinsam auf die Kissen.
Die Kinder nennen es ‚Traumspray‘.
Es ist kein Wundermittel, aber es hilft ihnen, runterzufahren – und mir auch.
Das Einschlafen ist entspannter, und es fühlt sich an wie ein kleines Einschlafritual nur für uns.“

Wut darf sein – und duftet jetzt nach Orange – Jonas & Alina, Eltern von Mia (5)

„Unsere Mia hat starke Gefühle – und das ist gut so.
Aber wenn die Wut kommt, war es oft laut, chaotisch und ehrlich gesagt anstrengend für alle.
Das Buch hat uns geholfen, Wut anders zu begleiten.
Das ‚Wut-was-weg'-Spray hat sie mit uns gemischt – mit Orange und Vanille.
Wenn sie jetzt merkt, dass sie sauer wird, holt sie sich ihr Spray.
Nicht immer, aber immer öfter.
Es geht nicht darum, dass sie nie mehr wütend ist.
Aber sie hat etwas in der Hand – im wahrsten Sinne.
Und das verändert viel."

Gemeinsam riechen – gemeinsam reden – Katharina, Mama von Ben (7)

„Ben ist eher ein stilles Kind.
Wenn ihn etwas beschäftigt, redet er oft nicht darüber.
Aber durch das Dufttagebuch, das wir aus dem Buch übernommen haben, sind wir ins Gespräch gekommen.
Er malt, wie sich ein Duft anfühlt, klebt Sterne, bewertet.
Und manchmal sagt er dann plötzlich:
‚Heute war kein guter Tag – ich will Lavendel.'
Für mich ist das nicht nur Aromatherapie, sondern Beziehungspflege.
Es ist ein Zugang zu seiner Gefühlswelt."

Für dich, für euch, für kleine Nasen & große Herzen

Vielleicht hast du beim Lesen dieses Buches öfter gedacht:
„So einfach kann das sein?“ – Ja.
Und gleichzeitig: so wirksam.
Aromatherapie für Kinder braucht keine komplizierten Mischungen, keine esoterischen Formeln und schon gar keinen Druck.
Was sie wirklich braucht, ist Achtsamkeit, Zuwendung und ein bisschen Wissen darüber, was Kindern guttut.
Mit einem einzigen Tropfen Duft können wir Nähe schaffen, Unsicherheit auffangen oder einen anstrengenden Tag sanft ausklingen lassen. Kein Wunderwerk – aber ein liebevolles Werkzeug.

Ich wünsche dir, dass du nach diesem Buch nicht nur Rezepte ausprobierst, sondern auch Rituale entwickelst, die zu euch passen.
Dass dein Kind lernt: „Ich darf fühlen, was ich fühle – und ich darf mir helfen lassen.“
Und dass du als Mama oder Papa spürst:
„Ich kann etwas tun – mit kleinen Mitteln, großer Wirkung und viel Herz.“
Danke, dass du dieses Buch gelesen hast.
Und danke, dass du deinem Kind den Raum gibst, mit allen Sinnen zu wachsen.
Duftende Grüße – und alles Liebe für euren gemeinsamen Weg.

Mehr Duftwissen für dich als Mama oder Papa?

Scanne den QR-Code und entdecke mein Aromatherapie-Buch für Erwachsene

Mit Aromatherapie durchs ganze Jahr
Ätherische Öle für Gesundheit, Stimmungen & Wohlbefinden

Impressum

Angaben gemäß §5 TMG und §55 RStV

Verantwortlich für den Inhalt gemäß §55 Abs. 2 RStV:
Anita Seidel
Leitgering 10
84529 Tittmoning

Hinweis:
Dies ist ein privat veröffentlichter Titel über Amazon Kindle Direct Publishing (KDP).
Der Herausgeber ist für den Inhalt verantwortlich.

Printed in Poland
by Amazon Fulfillment
Poland Sp. z o.o., Wrocław

54976181R00057